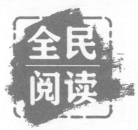

总主编
何清湖

常见病防治进家庭口袋本丛书

糖尿病

主编 / 邓奕辉

U0364499

全国百佳图书出版单位
中国中医药出版社
·北 京·

图书在版编目（CIP）数据

糖尿病 / 何清湖总主编；邓奕辉主编 . -- 北京：
中国中医药出版社，2024.7. --（全民阅读）. --
ISBN 978 - 7 - 5132 - 8838 - 5

Ⅰ. R587.1-49

中国国家版本馆 CIP 数据核字第 20240RJ018 号

中国中医药出版社出版

北京经济技术开发区科创十三街 31 号院二区 8 号楼
邮政编码　100176
传真　010-64405721
北京盛通印刷股份有限公司印刷
各地新华书店经销

开本 787×1092　1/32　印张 3.25　字数 65 千字
2024 年 7 月第 1 版　2024 年 7 月第 1 次印刷
书号　ISBN 978 - 7 - 5132 - 8838 - 5

定价　29.80 元
网址　www.cptcm.com

服 务 热 线　010-64405510
购 书 热 线　010-89535836
维 权 打 假　010-64405753

微信服务号　zgzyycbs
微商城网址　https://kdt.im/LIdUGr
官 方 微 博　http://e.weibo.com/cptcm
天猫旗舰店网址　https://zgzyycbs.tmall.com

如有印装质量问题请与本社出版部联系（010-64405510）
版权专有　侵权必究

《全民阅读·常见病防治进家庭口袋本丛书》

编委会

《糖尿病》

编委会

　　"全民阅读"是国家重要的文化工程，是建设学习型社会的一项重要举措，有助于在全社会形成"多读书、读好书"的良好氛围和文明风尚。健康是老百姓最核心的追求之一，不仅与每个人、每个家庭息息相关，更关乎国家的繁荣与发展。人民健康是民族昌盛和国家富强的重要标志。建设"健康中国"战略有重要的意义，是实现"中国式现代化"的必然要求。

　　"中医药学包含着中华民族几千年的健康养生理念及其实践经验"，"是中华民族的伟大创造，是中国古代科学的瑰宝"。中医药学是我国珍贵的文化遗产，是打开中华文明宝库的钥匙，是中华文明得以延续和发展的重要保障，经历了数千年的沉淀与发展，直至今日依然熠熠生辉。中医药学积累了大量宝贵的健康养生理论及技术，如食疗、药疗、传统功法、情志疗法及外治法等，这些在我们的日常生活中处处可见，有着广泛的群众基础，为维护人民健康提供了重要保障。

2016 年 2 月 26 日，国务院印发《中医药发展战略规划纲要（2016—2030 年）》，其中明确指出，推动中医药进校园、进社区、进乡村、进家庭，将中医药基础知识纳入中小学传统文化、生理卫生课程，同时充分发挥社会组织作用，形成全社会"信中医、爱中医、用中医"的浓厚氛围和共同发展中医药的良好格局。为了科普中医药知识，促进全民健康，助力"健康中国"建设，世界中医药学会联合会慢病管理专业委员会组织全国专家学者编撰了《全民阅读·常见病防治进家庭口袋本丛书》。整套丛书包括 10 册，即《便秘》《感冒》《高血压》《冠心病》《颈椎病》《咳嗽》《失眠》《糖尿病》《痛风》《血脂异常》。我们希望通过《全民阅读·常见病防治进家庭口袋本丛书》向广大群众科普常见病的中医药防治知识，帮助老百姓更好地培养健康生活习惯，提高防病治病的能力。本套丛书在保证科学性与专业性的前提下，将介绍的内容趣味化（通俗易懂）、生活化（贴近实际）、方法化（实用性强）。

1. 科学性

作为科普丛书，科学性是第一要素。世界中医药学会联合会慢病管理专业委员会组织行业内的知名专家学者编撰本套丛书，并进行反复推敲与审校，确保科普知识的科学性、专业性与权威性。

2. 通俗性

本套丛书在编写过程中肩负着重要的使命，就是让深奥的中医药知识科普化，使博大精深的中医药理论妙趣横生，从而吸引读者。因此，我们对中医药理论进行反复"咀嚼"与加工，使文字简约凝练、通俗易懂，使内容图文并茂、形象生动。

3. 实用性

本套丛书内容贴近实际，凝集了老百姓日常生活中常遇到的健康问题，如糖尿病、高血压、痛风等，重视以具体问题为导向，不仅使读者产生共鸣，发现和了解生活中的常见健康问题，而且授之以渔，提供中医药干预思路，做到有方法、实用性强。

《全民阅读·常见病防治进家庭口袋本丛书》将"全民阅读"与"健康中国"两大战略工程相结合，由众多中医权威专家共同撰写，是适合全民阅读的大众科普读物的一次结集出版，对传播中医药文化、指导老百姓养生保健有很好的作用。在此特别感谢世界中医药学会联合会慢病管理专业委员会、湖南中医药大学、湖南医药学院等单位对本套丛书编撰工作的大力支持，对一直关心、关注、支持本套丛书的专家学者表示诚挚的感谢。

由于时间比较仓促，加之编者水平有限，本套丛书可能还存在一些不足之处，恳请广大读者提出宝贵的意见和建议，以便再版时修正。

世界中医药学会联合会慢病管理专业委员会会长
湖南中医药大学教授、博士生导师
湖南医药学院院长

何清湖

2024 年 4 月

近年来，随着我国经济发展与城市化进程的加快，人口老龄化日益严重，肥胖人群增加，糖尿病已成为影响人民健康的主要慢性疾病之一。因此，普及糖尿病相关知识，提高全民对糖尿病的认知和防治能力，显得尤为重要。

本书在中医理论指导下，介绍了针对糖尿病不同中医证型的穴位按摩、家用食材、常用中药、食疗方及中成药等，帮助读者在日常生活中轻松调理身体，控制血糖。

本书内容丰富，通俗易懂，文字简练，版面活泼，集知识性、科学性、实用性、通俗性于一体，可满足不同年龄段、不同职业读者的需求，适合广大群众，特别是糖尿病患者及其家属阅读，也可供临床医务人员参考，有助于推动糖尿病中医药防治工作的深入开展。

本书由湖南中医药大学、湖南中医药大学第一附属医院、长沙市中医医院、浏阳市中医医院等的教师和临床医师共同编写。对本书不足之处，希望广大读者提出宝贵意见，以便再版时修订与完善。

衷心希望本书能够为广大糖尿病患者及高风险人群带来帮助，让我们一起努力，共同守护健康！

《糖尿病》编委会

2024 年 4 月

目　录

微信扫描二维码
有声点读新体验

控血糖，防意外 31 招
血糖不高，远离糖尿病及其并发症

糖尿病有哪些常见表现　　　　　　　　　　　　/ 2

控血糖：6 大常用穴位　　　　　　　　　　　　/ 3

控血糖：8 种家常食物　　　　　　　　　　　　/ 9

控血糖：8 种常用中药　　　　　　　　　　　　/ 11

药食同源，调控血糖：5 道精选食疗方　　　　　/ 13

控血糖：4 种家用中成药　　　　　　　　　　　/ 18

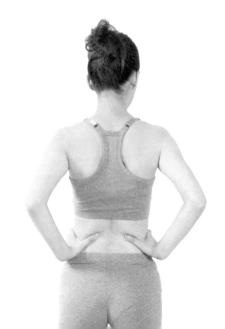

二 肺热津伤型糖尿病调理 23 招
清热润肺，生津止渴

肺热津伤型糖尿病有哪些常见表现　　　/　20

肺热津伤型糖尿病调理：5 大常用穴位　　/　21

肺热津伤型糖尿病调理：4 种家常食物　　/　26

肺热津伤型糖尿病调理：4 种常用中药　　/　27

药食同源，清热生津：4 道精选食疗方　　/　28

肺热津伤型糖尿病调理：6 种家用中成药　/　32

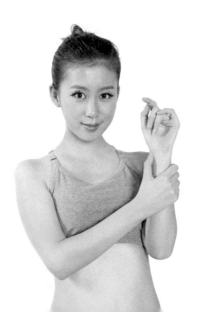

三 胃热炽盛型糖尿病调理 22 招
清泻胃火，养阴

胃热炽盛型糖尿病有哪些常见表现 / 34

胃热炽盛型糖尿病调理：5 大常用穴位 / 35

胃热炽盛型糖尿病调理：4 种家常食物 / 40

胃热炽盛型糖尿病调理：4 种常用中药 / 41

药食同源，清泻胃火：4 道精选食疗方 / 42

胃热炽盛型糖尿病调理：5 种家用中成药 / 46

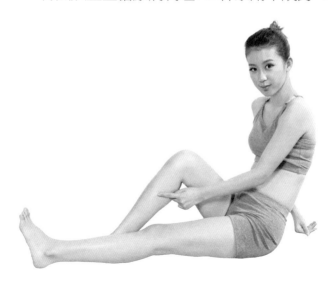

四 肾阴亏虚型糖尿病调理 21 招
滋阴固肾，调理消渴

肾阴亏虚型糖尿病有哪些常见表现　　　／　48

肾阴亏虚型糖尿病调理：6 大常用穴位　　／　49

肾阴亏虚型糖尿病调理：4 种家常食物　　／　55

肾阴亏虚型糖尿病调理：4 种常用中药　　／　56

药食同源，滋阴固肾：3 道精选食疗方　　／　57

肾阴亏虚型糖尿病调理：4 种家用中成药　／　60

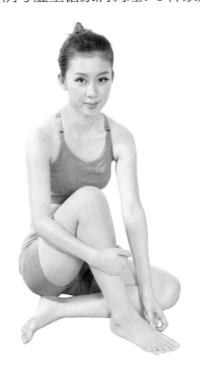

五 气阴亏虚型糖尿病调理 23 招

益气健脾，生津止渴

气阴亏虚型糖尿病有哪些常见表现 　　　　　 / 62

气阴亏虚型糖尿病调理：5 大常用穴位 　　　　 / 63

气阴亏虚型糖尿病调理：4 种家常食物 　　　　 / 68

气阴亏虚型糖尿病调理：4 种常用中药 　　　　 / 69

药食同源，益气健脾：4 道精选食疗方 　　　　 / 70

气阴亏虚型糖尿病调理：6 种家用中成药 　　　 / 74

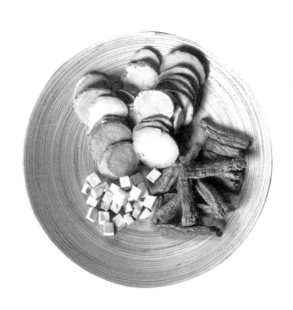

六

阴阳两虚型糖尿病调理 20 招
调补阴阳，固精缩尿

阴阳两虚型糖尿病有哪些常见表现 / 76

阴阳两虚型糖尿病调理：5 大常用穴位 / 77

阴阳两虚型糖尿病调理：4 种家常食物 / 82

阴阳两虚型糖尿病调理：4 种常用中药 / 83

药食同源，调补阴阳：4 道精选食疗方 / 84

阴阳两虚型糖尿病调理：3 种家用中成药 / 88

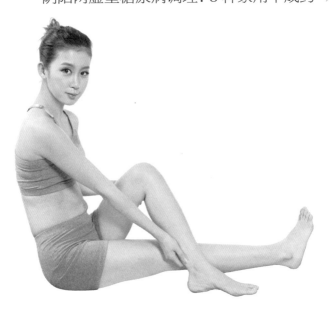

一

控血糖，
防意外 31 招

血糖不高，远离糖尿病及其并发症

糖尿病有哪些
常见表现

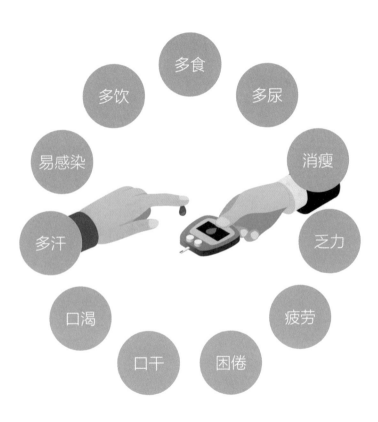

多食

多饮 多尿

易感染 消瘦

多汗 乏力

口渴 疲劳

口干 困倦

控血糖：
6 大常用穴位

取穴原理　肺俞穴为足太阳经背部的腧穴。肺俞为肺气之所注，邻近肺脏，而消渴由肺燥、胃热、肾虚等所致，故取肺俞穴以清热、润肺、生津。

功效主治　清热润肺，生津止渴。主治咳嗽、哮喘、胸满喘逆等。

穴名解读　"肺"，肺脏；"俞"，同"输"，输注。该穴是肺气转输、输注之处，是治疗肺脏疾病的重要腧穴，故名"肺俞"。

按揉肺俞穴

操作方法
他人将食指与中指并拢，用两指指腹按揉肺俞穴 3~5 分钟，以有酸胀感为度。

定位
本穴在背部脊柱区，第 3 胸椎棘突下，后正中线旁开 1.5 寸。

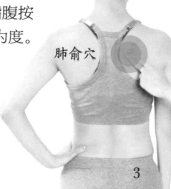

肺俞穴

3

按揉胃俞穴

取穴原理
胃俞穴是胃的背俞穴，为胃腑之气输注之所，刺激该穴可调节胃腑功能，清泻胃火，滋阴和中。

功效主治
清泻胃火。主治胃炎、胃溃疡、呕吐、恶心等，辅治糖尿病引发的胃部不适。

穴名解读
"胃"，胃腑；"俞"，输。该穴内应胃腑，是治疗胃腑疾病的重要腧穴，胃腑的湿热水气由此外输膀胱经，故名"胃俞"。

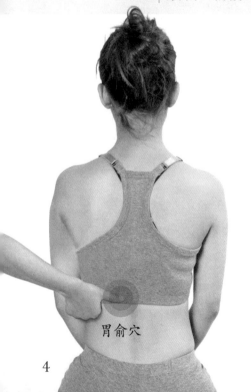

胃俞穴

操作方法
用拇指指腹按揉胃俞穴3~5分钟，以有酸胀感为度。

定位
本穴在背部脊柱区，第12胸椎棘突下，后正中线旁开1.5寸。

取穴原理	肾俞穴是肾的背俞穴，是肾气转输之处，可强壮腰肾，调节内分泌。
功效主治	滋阴益肾。主治肾虚腰痛、腰膝酸软、耳鸣目眩，可缓解糖尿病引起的尿频等。
穴名解读	"肾"，肾脏；"俞"，同"输"。该穴内应肾脏，肾脏的寒湿水气由此外输膀胱经，是治疗肾脏疾病的重要腧穴，故名"肾俞"。

按揉肾俞穴

操作方法

叉腰，用两手拇指按揉肾俞穴 3~5 分钟，以有酸胀感为度。

定位

本穴在背部脊柱区，第 2 腰椎棘突下，后正中线旁开 1.5 寸。

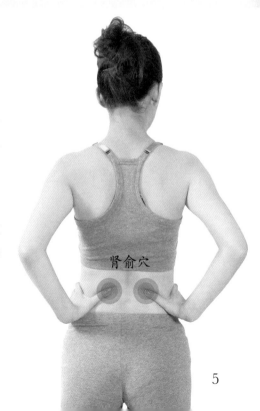

肾俞穴

按揉胃脘下俞穴

取穴原理	胃脘下俞，又称"胰俞"，乃经外奇穴，是治疗消渴的经验穴，有健脾和胃、生津止渴之功。
功效主治	健脾和胃，理气止痛。主治消渴、胃痛、胸胁痛、咳嗽、咽干等。
穴名解读	"胃脘"，中医学名称，心窝之下；"下"，上下之下；"俞"，气血转输之处。该穴在背部，能治胃脘部痛症，故名"胃脘下俞"。

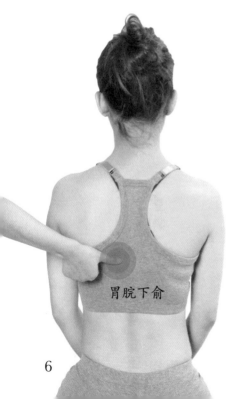

胃脘下俞

操作方法
用拇指指腹按揉胃脘下俞穴3~5分钟，以有酸胀感为度。

定位
本穴位于脊柱区，横平第8胸椎棘突下，后正中线旁开1.5寸。

取穴原理	三阴交穴是足太阴脾经、足少阴肾经、足厥阴肝经这三条阴经的交会穴,可和中养阴。
功效主治	补虚益阴,调气活血。主治糖尿病、脾胃虚弱、失眠等。
穴名解读	"三阴",足三阴经;"交",交会。该穴物质有脾经提供的湿热之气,有肝经提供的水湿风气,有肾经提供的寒冷之气,三条阴经之气血交会于此,故名"三阴交"。

操作方法

用拇指指腹按揉三阴交穴3~5分钟,以有酸胀感为度。

定位

本穴在小腿内侧,足内踝尖上3寸(即除拇指外其余4根手指并起来的宽度),胫骨内侧缘后方。

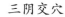

三阴交穴

<table>
<tr><td rowspan="3">按揉太溪穴</td><td>取穴原理</td><td>太溪穴为肾经原穴，是肾经元气经过和留止的部位，与肺经原穴太渊穴相配可充肺肾之气，有增液润燥之功。</td></tr>
<tr><td>功效主治</td><td>滋阴降火，补肾培元。主治阴虚之消渴、咽喉肿痛、咽干、糖尿病肾病等。</td></tr>
<tr><td>穴名解读</td><td>"太"，大；"溪"，溪流。从然谷穴传来的冷降之水至该穴形成了较为宽大的浅溪，故名"太溪"。</td></tr>
</table>

操作方法

用拇指指腹按揉太溪穴 3~5 分钟，以有酸胀感为宜。

定位

本穴位于足内侧，内踝尖后方与跟腱之间的凹陷处。

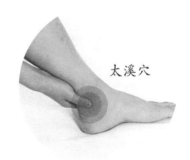

太溪穴

控血糖：8 种家常食物

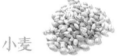

小麦

性味归经： 性凉，味甘；归心、脾、肾经。

功能： 养心益肾，除热止渴，降低血糖水平。用于烦热消渴等。

用法： 煮粥、制作面食。

大麦

性味归经： 性凉，味甘；归脾、胃、膀胱经。

功能： 健脾和胃，降血糖。用于食饱烦胀等。

用法： 泡水、熬粥、做面食。

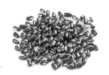

赤小豆

性味归经： 性平，味甘、酸；归心、小肠经。

功能： 利水消肿，降血糖。用于消渴、水肿等。

用法： 煮粥、做馅、煲汤。

禁忌： 尿频者慎食。

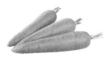

胡萝卜

性味归经： 性平（生者偏凉），味甘；归肺、脾、肝经。

功能： 健脾和中，降血糖。用于气血不足、食欲不振等。

用法： 凉拌、炒食。

禁忌： 育龄妇女及皮肤黄染者不宜摄入过多。

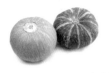

南瓜

性味归经：性温，味甘；归脾、胃经。

功能：增强胰岛素受体敏感性，促进胰岛素的分泌，抑制葡萄糖的吸收，从而降低血糖水平。用于糖尿病等。

用法：蒸煮、做汤羹。

禁忌：湿热气滞及患有黄疸者不宜食用。

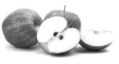

苹果

性味归经：性凉，味甘、微酸；归脾、胃、肺经。

功能：调节血糖水平，预防血糖的骤升、骤降；益胃生津，健脾止泻。用于津少口渴、脾虚泄泻、食后腹胀等。

用法：生食、做汤羹、榨汁。

荔枝

性味归经：性微温，味甘、微酸；归脾、胃、肝经。

功能：降糖，养血健脾，行气消肿。用于津伤口渴、脾虚泄泻等。

用法：生食、做汤羹、榨汁。

禁忌：宜适量食用。

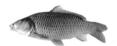

鲤鱼

性味归经：性平，味甘；归脾、肾经。

功能：健脾和胃，降血糖。用于糖尿病等。

用法：蒸煮、煎炒、红烧。

禁忌：患有皮肤溃疡者不宜食用。

其他常用食物：鳝鱼、芹菜、柠檬等。

控血糖：
8种常用中药

葛根

性味归经：性凉，味辛、甘；归脾、胃、肺经。

功效主治：生津止渴，降血糖。用于消渴等。

用法：10～15克，煎服。

禁忌：胃寒者慎用；表虚汗多者忌用。

淡豆豉

性味归经：性凉，味苦、辛；归肺、胃经。

功效主治：宣发郁热，降血糖。用于消渴等。

用法：6 12克，煎服。

禁忌：凡寒邪入里、直入三阴经者禁用。

麦芽

性味归经：性平，味甘；归脾、胃经。

功效主治：消食化积，降血糖。用于食积所致的食欲不振、脘腹胀满，以及糖尿病的调理。

用法：10～15克，煎服。

禁忌：哺乳期妇女不宜使用。

夏枯草

性味归经：性寒，味辛、苦；归肝、胆经。

功效主治：清泻肝火，有显著降血糖的作用。用于糖尿病等。

用法：9～15克，煎服，或熬膏服。

禁忌：脾胃虚弱者慎用。

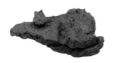

生地黄

性味归经：性寒，味甘；归心、肝、肾经。

功效主治：清热凉血，养阴生津，降血糖。用于消渴、心中烦热等。

用法：10～15克，煎服；鲜品用量加倍，或以鲜品捣汁入药。

禁忌：脾虚湿滞、腹满便溏、多痰者慎用。

芦根

性味归经：性寒，味甘；归肺、胃经。

功效主治：生津止渴，除烦止呕，降血糖。用于消渴之中消所致之饮水不足、五脏干枯等。

用法：15～30克，煎服；鲜品用量加倍，或捣汁用。

禁忌：脾胃虚寒者慎用。

茯苓

性味归经：性平，味甘、淡；归心、肺、脾、肾经。

功效主治：利水渗湿，健脾，降血糖。用于脾虚湿盛，心肺两虚所致之心悸、失眠等。

用法：10～15克，煎服。

薏苡仁

性味归经：性凉，味甘、淡；归脾、肺、胃经。

功效主治：利水渗湿，健脾，降血糖。用于脾虚湿盛所致之水肿、泄泻等。

用法：10～15克，煎服。

其他常用中药：五加皮、泽泻等。

药食同源,调控血糖: 5 道精选食疗方

材料: 鲫鱼 400 克,葛根 50 克,猪排骨 100 克。

调料: 大枣、植物油、盐各适量。

做法:

1 鲫鱼去鳞及内脏,洗净,抹干水分,放入油锅中,煎至色黄;排骨入沸水大火煮 3 分钟,捞出沥水;葛根去皮,切厚块,入水中浸软,洗净;大枣洗净。

2 锅置大火上,加适量水烧沸,下入所有材料,中火烧 45 分钟,加盐调味即可。

生津止渴,降糖控糖

葛根鲫鱼汤

┤ 功效 ├

葛根含有大豆异黄酮等异黄酮类化合物,以及葛根素,可解肌退热、升阳止泻;鲫鱼含有优质蛋白质,可以助消化。

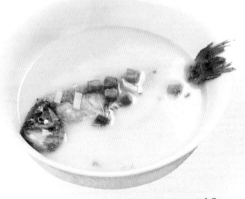

13

淡豆豉葱白炖豆腐

清热解表，缓解消渴

材料：淡豆豉 10 克，葱白末 15 克，嫩豆腐 500 克。

做法：

1 嫩豆腐用清水冲洗，切块。

2 将嫩豆腐放入锅中，加适量水，煮开。

3 放入淡豆豉、葱白末，用小火煨煮 5 分钟即可。

┤ 功效 ├

淡豆豉解表、宣发郁热；豆腐清热润燥。二者和葱白同炖有助于缓解消渴症。

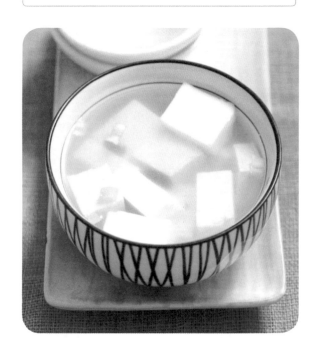

材料： 青嫩南瓜 250 克，麦冬 10 克，小米 50 克。

做法：

1 南瓜洗净，切小块；麦冬、小米洗净，沥干水分。

2 锅内加入清水、南瓜块，大火煮沸后转小火煮至南瓜六成熟，加入洗净的小米，煮沸后加入麦冬，充分拌匀，熬煮至小米熟即可。

温馨提示： 本方应在医生指导下使用。

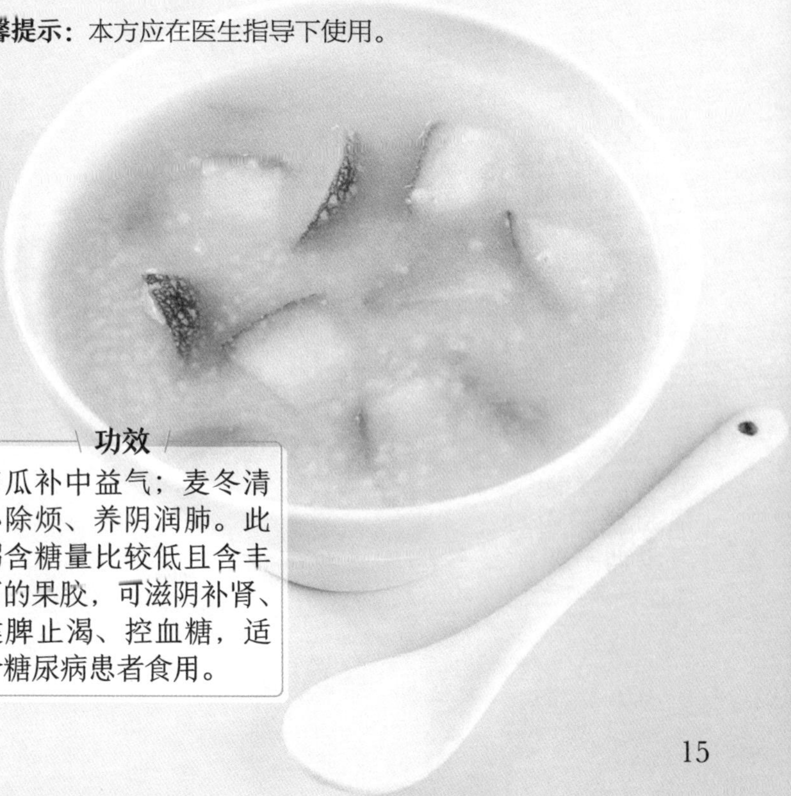

南瓜麦冬粥

健脾止渴，有效控糖

功效

南瓜补中益气；麦冬清心除烦、养阴润肺。此粥含糖量比较低且含丰富的果胶，可滋阴补肾、健脾止渴、控血糖，适合糖尿病患者食用。

苹果玉米汤

维持胰岛素功能，降糖控糖

材料：苹果、玉米、鸡腿各 100 克。

调料：姜片、盐各适量。

做法：

1 鸡腿去皮，焯一下；苹果、玉米洗净，苹果切成块。

2 锅置火上，倒入适量清水，然后放入鸡腿、玉米、苹果和姜片，大火煮沸，再转小火煲 40 分钟，最后加盐调味即可。

功效

苹果中的铬能提高糖尿病患者对胰岛素的敏感性，苹果酸可以稳定血糖，搭配玉米和鸡腿煮汤不仅清甜美味，还能帮助糖尿病患者调节机体血糖水平。

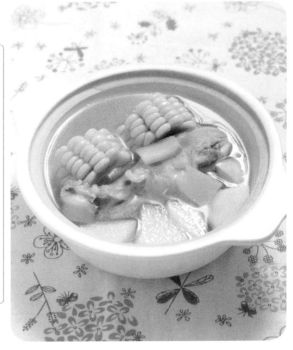

材料：夏枯草 10 克。

做法：将夏枯草放入杯中，冲入沸水，盖盖子闷泡 10 分钟后即可饮用。

夏枯草茶

促进胰岛素分泌，控糖

| 功效 |

夏枯草能缓解目赤肿痛、头痛眩晕，还能促进胰岛素分泌，稳定血糖水平。

温馨提示： 本方应在医生指导下使用。

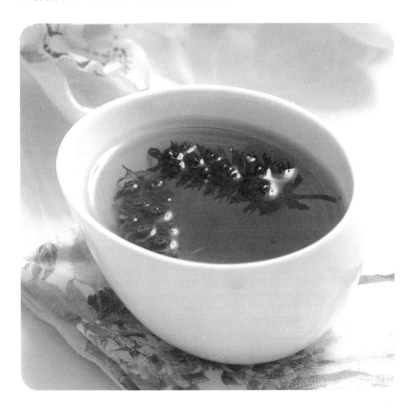

控血糖：
4 种家用中成药

1 百合固金口服液

清热润肺，生津止渴。用于烦渴多饮、口干舌燥、尿频量多、舌边尖红、舌苔薄黄、脉洪数等。

3 六味地黄口服液

滋肾固阴。用于尿频量多，混浊如脂膏，或尿甜，以及口干舌燥、大便秘结、舌红、脉沉细数等。

2 渴乐宁胶囊

清泻胃火，养阴生津。用于多食易饥、形体消瘦、大便秘结、舌苔黄燥、脉滑实有力等。

4 金匮肾气丸

温阳，滋肾，固涩。用于小便频数，混浊如膏，甚则饮一溲一，以及面色发黑、耳轮焦干、腰膝酸软、阳痿、舌淡苔白、脉沉细无力等。

温馨提示： 中成药应在医生指导下使用，下同。

18

二

肺热津伤型
糖尿病调理23招
清热润肺，生津止渴

肺热津伤型糖尿病有哪些常见表现

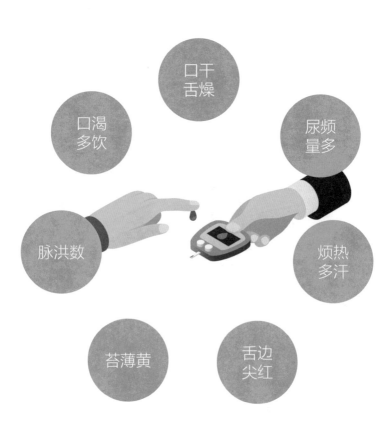

口干
舌燥

口渴
多饮

尿频
量多

脉洪数

烦热
多汗

苔薄黄

舌边
尖红

肺热津伤型糖尿病调理：5大常用穴位

对症按摩调理方

取穴原理	肺俞穴为足太阳经背部的腧穴，消渴由肺燥、胃热、肾虚等所致，取肺俞穴可清热润肺、生津止渴。
功效主治	宣肺解表，清热理气。主治咳嗽、气喘、吐血、潮热、鼻塞等。
穴名解读	"肺"，肺脏；"俞"，同"输"，输注。该穴是肺气转输、输注之处，是治疗肺脏疾病的重要腧穴，故名"肺俞"。

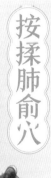

按揉肺俞穴

操作方法

他人将食指与中指并拢，用两指指腹按揉肺俞穴3~5分钟，以有酸胀感为度。

定位

本穴在背部，第3胸椎棘突下，后正中线旁开1.5寸。

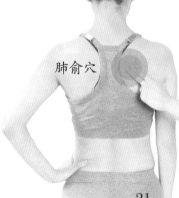

肺俞穴

21

按揉胃脘下俞穴

取穴原理	胃脘下俞,又称"胰俞",乃经外奇穴,是治疗消渴的经验穴,对口干舌燥、口渴多饮等有较好的治疗效果。
功效主治	健脾和胃,理气止痛。主治消渴、胃痛、胸胁痛等。
穴名解读	"胃脘",中医学名称,心窝之下;"下",上下之下;"俞",气血转输之处。该穴在背部,能治胃脘部痛症,故名"胃脘下俞"。

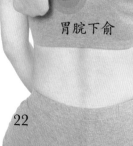

胃脘下俞

操作方法

用拇指指腹按揉胃脘下俞穴3~5分钟,以有酸胀感为度。

定位

本穴位于脊柱区,横平第8胸椎棘突下,后正中线旁开1.5寸。

取穴原理	三阴交穴是足太阴脾经、足少阴肾经、足厥阴肝经这三条阴经的交会穴，中医学认为肝藏血，脾统血，肾藏精，按揉该穴可和中养阴、健脾化湿。
功效主治	补虚益阴，清虚热。主治糖尿病、高血压、消化不良、月经不调等。
穴名解读	"三阴"，足三阴经。"交"，交会。该穴物质有脾经提供的湿热之气，有肝经提供的水湿风气，有肾经提供的寒冷之气，三条阴经之气血交会于此，故名"三阴交"。

按揉三阴交穴

操作方法

用拇指指腹按揉三阴交穴 3～5 分钟，以有酸胀感为度。

定位

本穴在小腿内侧，足内踝尖上 3 寸（即除拇指外其余 4 根手指并起来的宽度），胫骨内侧缘后方。

三阴交穴

按揉太渊穴

取穴原理	太渊穴为肺经之输穴，是手太阴肺经的母穴。肺主气，朝百脉，此穴亦是八会穴之脉会，是脏腑脉气会聚之处。按揉此穴既可补肺虚，又可调气血，通血脉。
功效主治	清肺泄热，补气益肺。主治扁桃体炎、咳嗽、咯血、手腕无力或疼痛等。
穴名解读	"太"，高大尊贵之意；"渊"，深水、深潭。"太渊"，口中津液名，意为经气深如潭水。

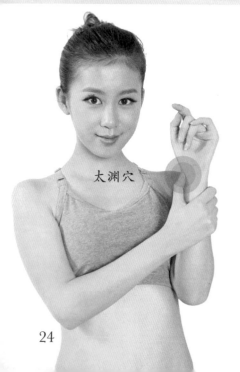

太渊穴

操作方法
用拇指指腹按揉太渊穴3~5分钟，以有酸胀感为度。

定位
本穴在腕前区，拇长展肌腱尺侧凹陷中，即掌后腕横纹靠拇指一侧，动脉靠拇指一侧的凹陷处。

取穴原理	少府穴是手少阴心经上的重要穴位，五行属火，按揉该穴可宁心安神、清肺泄热，缓解糖尿病引起的口渴。
功效主治	清心泻火，宁心安神。主治心悸、心烦、胸痛、神经衰弱、失眠等。
穴名解读	"少"，阴；"府"，府宅。从少冲穴传来的高温水湿之气，至本穴后呈聚集之状，如云集府宅，故名"少府"。

按揉少府穴

操作方法

用小棉棒按揉少府穴 3~5 分钟，以有酸胀感为度。

定位

本穴位于手掌，横平第 5 掌指关节近端，第 4、5 掌骨之间。取穴时，手握拳，小指尖所指处即是。

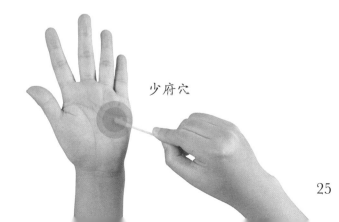

少府穴

肺热津伤型糖尿病调理：4 种家常食物

莲藕

性味归经：生用性寒，熟用性温，味甘；归心、脾、胃经。

功能：清热生津。用于消渴、心中烦热等。

用法：炒食、凉拌、煲汤。

禁忌：脾虚胃寒者、易腹泻者不宜生食。

枇杷

性味归经：性平，味甘、酸；归脾、肺经。

功能：润肺止咳，生津止渴。用于消渴等。

用法：生食、做汤羹。

禁忌：宜适量食用；脾虚泄泻者忌食。

冬瓜

性味归经：性微寒，味甘、淡；归肺、胃、膀胱经。

功能：清热生津。用于口渴等。

用法：炒食、煲汤。

禁忌：脾胃虚弱者不宜多食。

银耳

性味归经：性平，味甘；归肺、胃经。

功能：滋补生津，润肺养胃，降血糖。用于热病伤津、口渴引饮等。

用法：做汤羹、煮粥、凉拌。

其他常用食物：番茄、白菜、芦笋、柿子、杏子、青梅等。

肺热津伤型糖尿病调理：4 种常用中药

生地黄

性味归经：性寒，味甘；归心、肝、肾经。

功效主治：清热凉血，养阴生津。用于津伤口渴、内热消渴等。

用法：10~15 克，煎服；鲜品用量加倍，或以鲜品捣汁入药。

禁忌：脾虚湿滞、腹满便溏、多痰者慎用。

麦冬

性味归经：性微寒，味甘、微苦；归心、肺、胃经。

功效主治：润肺养阴，益胃生津，清心除烦，降血糖。用于热病伤阴、烦热等。

用法：6~12 克，煎服；或入丸、散剂。

禁忌：脾虚便溏、肺胃有痰饮湿浊及初感风寒咳嗽者忌服。

葛根

性味归经：性凉，味辛、甘；归脾、胃、肺经。

功效主治：生津止渴，解肌退热，通经活络。用于热病口渴、阴虚消渴等。

用法：10~15 克，煎服。

禁忌：胃寒者慎用；表虚汗多者忌用。

玉竹

性味归经：性微寒，味甘；归胃、肺经。

功效主治：养阴润燥，生津止渴。用于阴虚、津伤口渴等。

用法：6~12 克，煎服。

禁忌：脾胃虚弱、痰湿内蕴、中寒便溏者不宜用。

药食同源,清热生津: 4道精选食疗方

凉拌藕片

清热健脾,凉血生津

材料: 莲藕500克。

调料: 盐、醋、姜末、香油各2克,葱花1克。

做法:

1 将莲藕洗净,去皮,切成薄片,入沸水锅中焯至断生,捞出过凉,装入盘中。

2 将盐、醋、白开水、葱花、姜末混合调匀,浇在藕片上,再淋上香油即可。

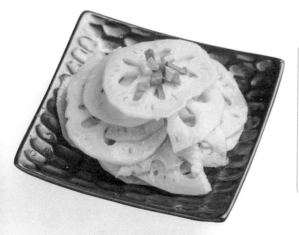

> **功效**
>
> 莲藕有清热凉血、开胃生津的功效。凉拌藕片不仅爽脆可口、清香怡人,而且有助于缓解消渴症状。

材料：水发银耳、水发木耳各 100 克。

调料：红椒圈、葱花各 10 克，盐 3 克，
　　　香油、醋各少许，植物油适量。

做法：

1 将水发木耳和水发银耳洗净，撕成小
　片，入沸水中焯 2 分钟，捞出晾凉，
　沥干水分。

2 炒锅置火上，倒入适量植物油，待油
　烧至七成热，放入葱花、红椒圈炒香，
　关火。

3 将炒锅内的油连同葱花、红椒圈均匀
　地淋在木耳和银耳上，再用盐、醋、
　香油调味即可。

生津止渴

凉拌双耳

功效

银耳滋阴润燥；
木耳润肺养颜，
保护心血管。二
者搭配共奏清热
润肺、生津止渴
之功。

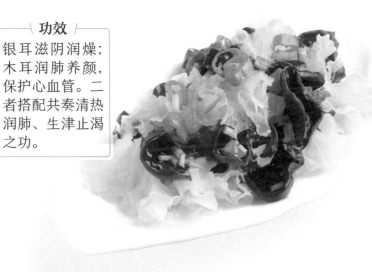

控体重，稳血糖

冬瓜烩虾仁

材料：虾仁50克，冬瓜350克。

调料：葱花、花椒粉各适量，盐、香油各2克，植物油适量。

做法：

1 虾仁洗净；冬瓜去皮、瓤，洗净，切块。

2 炒锅内倒油烧至七成热，下葱花、花椒粉炒出香味，放入冬瓜块、虾仁和适量水烩熟，调入盐、香油即可。

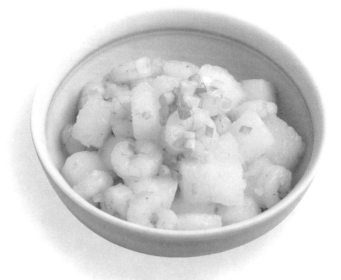

┤ 功效 ├

冬瓜清热解毒、减肥消脂；虾仁富含优质蛋白质。糖尿病患者食用冬瓜烩虾仁有助于控制体重及血糖水平。

材料：枸杞子 6 克，麦冬 3 克。

泡法：将枸杞子、麦冬一起放入杯中，倒入沸水，盖盖子闷泡 10 分钟后即可饮用。

| 功效 |

麦冬养阴润肺、清心养胃；枸杞子有消除疲劳的功效。这道茶饮可缓解糖尿病患者烦渴多饮、多尿、体虚无力、大便干结等症状。

温馨提示：本方应在医生指导下使用。

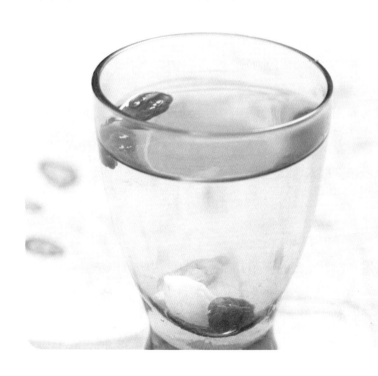

肺热津伤型糖尿病调理：6种家用中成药

1 玉泉丸

清热润肺，生津止渴。用于消渴、多食易饥、消瘦、乏力、口干舌燥等。

2 消渴丸

滋肾养阴，益气生津。用于气阴两虚所致的多饮、多尿、多食、消瘦、体倦乏力等糖尿病临床症状。

3 百合固金口服液

清热润肺，生津止渴。用于烦渴多饮、口干舌燥、尿频量多、舌边尖红、舌苔薄黄、脉洪数等。

4 泻白丸

宣肺解热，顺气降火。用于咳逆上气、痰多面赤、口渴舌干、胸胁胀痛等。

5 益气消渴颗粒

益气养阴，生津止渴。用于2型糖尿病属气阴两虚证者，可改善倦怠乏力、口干舌燥、烦渴多饮等。

6 玉液消渴颗粒

益气滋阴。用于糖尿病消渴乏力、口渴多饮、多尿等。

三

胃热炽盛型
糖尿病调理22招
清泻胃火，养阴

胃热炽盛型糖尿病
有哪些常见表现

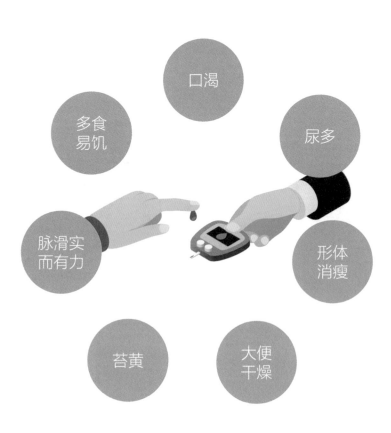

口渴

多食
易饥

尿多

脉滑实
而有力

形体
消瘦

苔黄

大便
干燥

胃热炽盛型糖尿病调理：5 大常用穴位

对症按摩调理方

取穴原理	胃俞穴属于足太阳膀胱经，刺激该穴可调节胃腑功能，帮助清泻胃火，滋阴和中。
功效主治	清泻胃火，健脾消积。主治胃炎、胃溃疡、胃下垂、糖尿病等。
穴名解读	"胃"，胃腑；"俞"，输。该穴内应胃腑，是治疗胃腑疾病的重要腧穴，胃腑的湿热水气由此外输膀胱经，故名"胃俞"。

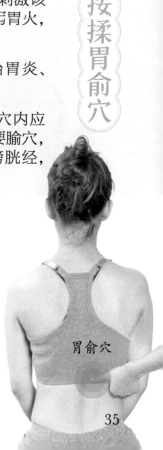

按揉胃俞穴

操作方法

用拇指指腹按揉胃俞穴 3~5 分钟，以有酸胀感为度。

定位

本穴在背部脊柱区，第 12 胸椎棘突下，后正中线旁开 1.5 寸。

胃俞穴

<table>
<tr><td rowspan="7">按揉胃脘下俞穴</td><td>取穴
原理</td><td>胃脘下俞，又称"胰俞"，是治疗消渴的经验穴。</td></tr>
<tr><td>功效
主治</td><td>健脾和胃，理气止痛。主治消渴、咽干、胃痛、腹痛、咳嗽等。</td></tr>
<tr><td>穴名
解读</td><td>"胃脘"，中医学名称，心窝之下；"下"，上下之下；"俞"，气血转输之处。该穴在背部，能治胃脘部痛症，故名"胃脘下俞"。</td></tr>
</table>

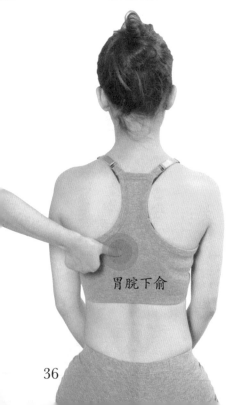

胃脘下俞

操作方法

用拇指指腹按揉胃脘下俞穴 3~5 分钟，以有酸胀感为度。

定位

本穴位于脊柱区，横平第 8 胸椎棘突下，后正中线旁开 1.5 寸。

取穴原理	三阴交穴是脾经、肾经、肝经这三条阴经的交会穴，按揉该穴可调补肝、脾、肾，有调理冲任、健脾养阴之功。
功效主治	补虚益阴，益气。主治糖尿病、高血压、失眠、衰老等。
穴名解读	"三阴"，足三阴经。"交"，交会。该穴物质有脾经提供的湿热之气，有肝经提供的水湿风气，有肾经提供的寒冷之气，三条阴经之气血交会于此，故名"三阴交"。

按揉三阴交穴

操作方法

用拇指指腹按揉三阴交穴
3～5 分钟，以有酸胀感为度。

定位

本穴在小腿内侧，足内踝尖
上 3 寸（即除拇指外其余 4
根手指并起来的宽度），胫骨
内侧缘后方。

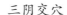

三阴交穴

按揉内庭穴

取穴原理	内庭穴为胃经之荥穴。"荥主身热"，荥穴是热证的克星。按揉内庭穴能祛胃火、化积滞。
功效主治	清泻胃火，凉血止血。主治大便秘结、消谷善饥、腹胀、头痛、口臭、咽喉肿痛等。
穴名解读	"内"，人；"庭"，居处。两趾如门，穴在入门庭之处，故名"内庭"。

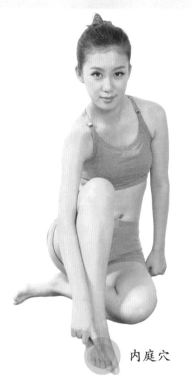

内庭穴

操作方法
用食指指腹按揉内庭穴3~5分钟，以有酸胀感为度。

定位
本穴位于足背第2、3趾间，趾蹼缘后方赤白肉际处。

取穴原理	地机为脾经之郄穴，可清泻胃火，凉血止血。
功效主治	清泻胃火，凉血止血。主治糖尿病、胃痛、消化不良等。
穴名解读	"地"，脾土；"机"，机巧、巧妙。从漏谷穴传来的降地之雨到该穴后，地部的脾土微粒随雨水的流行而运化人体各部，且脾土物质的运行十分巧妙，故名"地机"。

按揉地机穴

操作方法
用食指指腹按揉地机穴3~5分钟，以有酸胀感为度。

定位
本穴在小腿内侧，膝关节凸起的最高骨往下量3寸处即是。

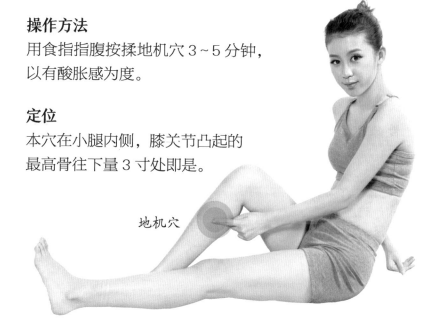

地机穴

胃热炽盛型糖尿病调理：4 种家常食物

苹果

性味归经： 性凉，味甘、微酸；归脾、胃、肺经。

功能： 调节血糖水平，预防血糖骤升或骤降；益胃生津，健脾止泻。用于津少口渴等。

用法： 生食、做汤羹、榨汁。

黄瓜

性味归经： 性凉，味甘；归肺、脾、胃、膀胱经。

功能： 利尿消肿，降血糖。用于肥胖、糖尿病、口渴咽痛等。

用法： 生食、炒食、煲汤。

禁忌： 胃寒者不宜过多食用。

冬瓜

性味归经： 性微寒，味甘、淡；归肺、胃、膀胱经。

功能： 消痰解毒，清热利水。用于糖尿病、肥胖、冠心病、高血压等。

用法： 炒食、煲汤。

禁忌： 脾胃虚弱者不宜多食。

西瓜

性味归经： 性寒，味甘；归心、胃、膀胱经。

功能： 清热生津，除烦止渴。用于水肿、高热不退、口干多汗等。

用法： 生食、榨汁。

禁忌： 宜适量食用。体质虚弱、月经过多、年老体弱者，以及慢性胃炎患者皆不宜多食。

胃热炽盛型糖尿病调理：4种常用中药

芦根

性味归经：性寒，味甘；归肺、胃经。

功效主治：生津止渴，除烦止呕，降血糖。用于消渴之中消等。

用法：15～30克，煎服；鲜品用量加倍，或捣汁用。

禁忌：脾胃虚寒者慎用。

黄连

性味归经：性寒，味苦；归心、脾、胃、肝、胆、大肠经。

功效主治：清泻胃火。用于胃经实火等。

用法：2～5克，煎服。

禁忌：脾胃虚寒者忌用；阴虚津伤者慎用。

麦冬

性味归经：性微寒，味甘、微苦；归心、肺、胃经。

功效主治：养阴润肺，益胃生津，清心除烦。用于津伤口渴、内热消渴、肠燥便秘等。

用法：6～12克，煎服；或入丸、散剂。

禁忌：脾虚便溏、肺胃有痰饮湿浊及初感风寒咳嗽者忌服。

石斛

性味归经：性微寒，味甘；归胃、肾经。

功效主治：生津养胃，滋阴清热。用于阴虚内热所致之口干口渴等。

用法：6～12克，或鲜品15～30克，煎服。

禁忌：温热病不宜早用；湿温病尚未化燥伤津者忌服。

药食同源，清泻胃火：4 道精选食疗方

清热利水

豆皮炒黄瓜

材料： 黄瓜 200 克，胡萝卜 50 克，豆腐皮 100 克。

调料： 生抽、料酒、蒜末、盐、植物油各适量。

做法：

1. 黄瓜洗净，切片；胡萝卜洗净，切片，焯水，捞出；豆腐皮洗净，切条。

2. 锅内倒油烧至七成热，爆香蒜末，放入黄瓜片、胡萝卜片和豆腐皮翻炒均匀，加入生抽、料酒翻匀，加盐调味即可。

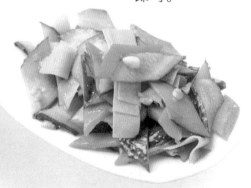

功效

黄瓜有利尿消肿、减肥瘦身的功效；豆腐皮有助于补充优质蛋白质。二者搭配炒食很适合肥胖型糖尿病患者常食。

材料：冬瓜 150 克，水发海带 50 克。

调料：盐、葱段各适量。

做法：

1 冬瓜洗净，去皮、瓤，切块；水发海带洗净，切块备用。

2 锅置火上，倒适量清水，放入冬瓜块、海带块煮沸，出锅前撒上葱段，放少许盐调味即可。

海带冬瓜汤

利水消肿，清热解毒

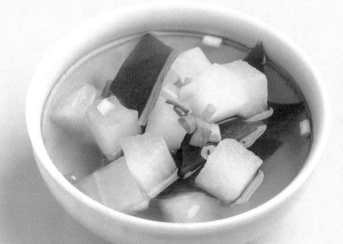

功效

冬瓜能量低、脂肪含量低、含糖量低，食用后血糖的升高速度慢，搭配海带做汤非常适合 2 型糖尿病合并肥胖症的患者食用，还有助于降血脂、降血压。

烹饪妙招

烹制冬瓜时，盐要少放、晚放，这样不仅可使汤品低盐，也可使口感更佳。

西瓜柠檬汁

生津止渴

材料：西瓜瓤 100 克。

调料：柠檬汁适量。

做法：

1 将西瓜瓤去籽，切小块，放入榨汁机中打成汁，倒入大杯中。

2 向杯中加入柠檬汁调匀即可。

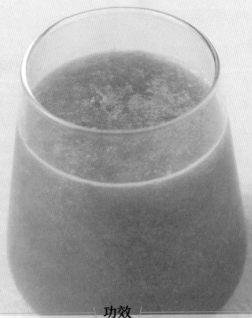

功效

西瓜有生津止渴、利尿除烦的功效；柠檬有生津止渴的功效。二者搭配不仅酸甜可口，而且利尿消肿。但西瓜含有果糖和葡萄糖，糖尿病患者一次不要食用过多，以每次食用 100 克左右为宜，以便更好地控糖。

材料： 太子参6克，甘草3克，乌梅
3颗。

做法： 将所有材料一起放入杯中，倒入
沸水，盖盖子闷泡8分钟后即可
饮用。

─┤ 功效 ├─

太子参生津益气；甘草补中祛痰；乌梅生
津止渴。三者搭配制成茶饮不仅清香甘
美，而且补气健脾，可改善消渴症状。

温馨提示： 本方应在医生指导下使用。

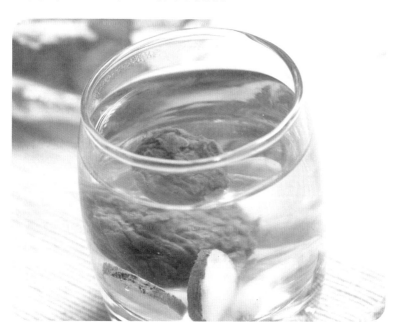

胃热炽盛型糖尿病调理：5种家用中成药

1 渴乐宁胶囊

益气养阴，生津止渴。用于口渴多饮、五心烦热、乏力多汗、心慌气短等。

4 玉泉丸

养阴益气，生津止渴。用于消渴、多食易饥、消瘦、乏力、口干舌燥等。

2 金芪降糖颗粒

清热益气。用于气虚兼内热之消渴病，症见口渴喜饮、易饥多食、气短乏力等。

5 复方牛黄清胃片

清热泻火，解毒通便。用于胃肠实热所致之口舌生疮、牙龈肿痛、咽膈不利、大便秘结、小便短赤等。

3 清胃黄连丸

清胃泻火，解毒消肿。用于肺胃火盛所致之口舌生疮、齿龈肿痛、咽喉肿痛等。

四

肾阴亏虚型
糖尿病调理21招
滋阴固肾，调理消渴

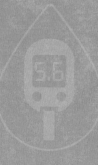

肾阴亏虚型糖尿病
有哪些常见表现

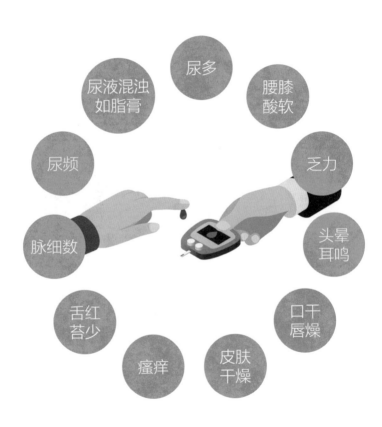

尿多

腰膝酸软

尿液混浊如脂膏

乏力

尿频

头晕耳鸣

脉细数

口干唇燥

舌红苔少

皮肤干燥

瘙痒

肾阴亏虚型糖尿病调理: 6 大常用穴位

对症按摩调理方

取穴原理	肾俞穴属足太阳膀胱经，该穴为肾脏气血输注于后背体表的部位，可强壮腰肾。
功效主治	滋阴益肾，填精补髓。主治尿频、肾虚腰痛、腰膝酸软、耳鸣目眩等。
穴名解读	"肾"，肾脏；"俞"，同"输"。该穴内应肾脏，肾脏的寒湿水气由此外输膀胱经，是治疗肾脏疾病的重要腧穴，故名"肾俞"。

按揉肾俞穴

操作方法
叉腰，用两手拇指按揉肾俞穴
3~5 分钟，以有酸胀感为度。

定位
本穴在背部脊柱区，第 2 腰椎
棘突下，后正中线旁开 1.5 寸。

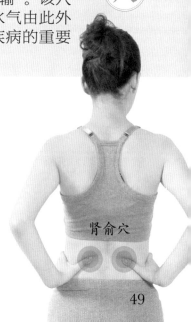

肾俞穴

49

按揉胃脘下俞穴

取穴原理	胃脘下俞，又称"胰俞"，是治疗消渴的经验穴，用于治疗口干舌燥、烦渴多饮等。
功效主治	清消胃火，养阴润燥。主治尿频量多、口干舌燥、腰膝酸软等。
穴名解读	"胃脘"，中医学名称，心窝之下；"下"，上下之下；"俞"，气血转输之处。该穴在背部，能治胃脘部痛症，故名"胃脘下俞"。

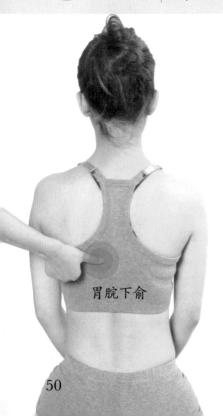

胃脘下俞

操作方法

用拇指指腹按揉胃脘下俞穴3~5分钟，以有酸胀感为度。

定位

本穴位于脊柱区，横平第8胸椎棘突下，后正中线旁开1.5寸。

取穴原理	三阴交穴是足太阴脾经、足少阴肾经、足厥阴肝经这三条阴经的交会穴，能促进足三阴经的协调和平衡，有调理冲任、健脾养阴之功。
功效主治	补虚益阴，健脾益肾。主治糖尿病、消化不良、腹胀肠鸣、腹泻等。
穴名解读	"三阴"，足三阴经；"交"，交会。该穴物质有脾经提供的湿热之气，有肝经提供的水湿风气，有肾经提供的寒冷之气，三条阴经之气血交会于此，故名"三阴交"。

操作方法

用拇指指腹按揉三阴交穴
3~5分钟，以有酸胀感为度。

定位

本穴在小腿内侧，足内踝尖
上3寸，胫骨内侧缘后方。

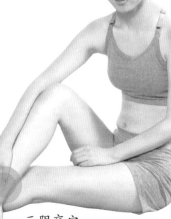

三阴交穴

<table>
<tr><td rowspan="3">按揉太溪穴</td><td>取穴
原理</td><td>太溪穴是肾经的原穴、输穴，为补肾大穴。</td></tr>
<tr><td>功效
主治</td><td>滋阴降火，补肾培元。主治阴虚之消渴、腰酸、乏力、头晕目眩、咽干等。</td></tr>
<tr><td>穴名
解读</td><td>"太"，大；"溪"，溪流。从然谷穴传来的冷降之水至该穴形成了较为宽大的浅溪，故名"太溪"。</td></tr>
</table>

操作方法

用拇指指腹按揉太溪穴 3~5 分钟，以有酸胀感为宜。

定位

本穴位于足内侧，内踝尖后方与跟腱之间的凹陷处。

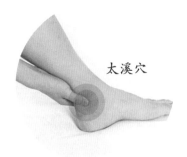

太溪穴

取穴原理	复溜穴为肾经经穴。中医学认为，肾主水，肾功能失常会造成人体水液代谢失常，而复溜穴具有滋补的作用，可以滋阴补肾，改善水液代谢。
功效主治	补肾益阴。主治水肿、自汗、盗汗、腹胀、腹泻、尿失禁、指腹麻木、腰痛等。
穴名解读	"复"，再；"溜"，悄悄地散失。从照海穴传输来的寒湿水气至该穴后因再次吸收天部之热而蒸升，气血的运动如溜走一般，故名"复溜"。

操作方法

用拇指指腹按揉复溜穴3~5分钟，以有酸胀感为度。

定位

本穴在小腿内侧，内踝尖上2寸，跟腱前缘凹陷中。

复溜穴

按揉太冲穴

取穴原理	太冲穴是肝经的原穴，调控气血的运行，按揉此穴有疏肝理气、通调三焦气机、改善消渴的功效。
功效主治	祛风止痒，益气生津。主治头痛、眩晕、目赤肿痛、口苦咽干、胁痛、下肢痿痹等。
穴名解读	"太"，大；"冲"，冲射之状。肝与冲脉相应，脉气合而盛大，故名"太冲"。

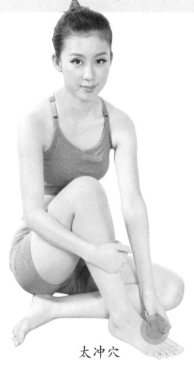

太冲穴

操作方法
用拇指指腹按揉太冲穴3~5分钟，以有酸胀感为度。

定位
本穴位于足背，第1、2跖骨间，跖骨结合部前方凹陷中，或触及动脉搏动处。

肾阴亏虚型糖尿病调理：4 种家常食物

核桃仁

性味归经：性温，味甘；归肾、肺、大肠经。

功能：补肾益精。用于肾阴耳鸣、遗精等。

用法：生食、煮食、炒食。

禁忌：痰多上火者不宜食用；高脂血症患者不宜多食。

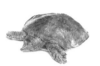

甲鱼

性味归经：性平，味甘；归肝、肾经。

功能：滋阴补肾。用于肾阴亏虚等。

用法：蒸食、红烧、煲汤。

禁忌：消化不良者、肝病患者、孕妇、产后腹泻者忌食。

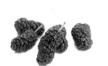

桑椹

性味归经：性寒，味甘、酸；归心、肝、肾经。

功能：滋阴养血，补肝益肾。用于阴血亏虚所致之眩晕、耳鸣、肠燥便秘、津伤口渴、消渴等。

用法：生食、煮粥。

禁忌：脾胃虚寒者慎食。

芝麻

性味归经：性平，味甘；归肝、肾、大肠经。

功能：补益肝肾，养血益精。用于肝肾不足所致之腰膝酸软、头晕耳鸣等。

用法：打豆浆、调味、制作面食。

禁忌：慢性肠炎、便溏腹泻者忌食。

肾阴亏虚型糖尿病调理：4种常用中药

阿胶

性味归经：性平，味甘；归肺、肝、肾经。

功效主治：滋阴补血。用于阴虚、血虚等。

用法：3~9克，烊化兑服。

禁忌：脾胃虚弱、不思饮食、纳食不消、痰湿呕吐及泄泻者不宜服。

五味子

性味归经：性温，味酸、甘；归肺、心、肾经。

功效主治：补肾涩精，益气生津。用于肾阴亏虚、心悸失眠、口渴多饮等。

用法：2~6克，煎服。

禁忌：表邪未解、内有实热、咳嗽初起者均不宜用。

制何首乌

性味归经：性微温，味苦、甘、涩；归肝、心、肾经。

功效主治：补肝肾，益精血。用于精血两虚所致之须发早白、腰膝酸软等。

用法：6~12克，煎服。

禁忌：大便溏泄、痰湿重者不宜用。

熟地黄

性味归经：性微温，味甘；归肝、肾经。

功效主治：养血滋阴，补精益髓。用于肾阴亏虚所致之遗精、盗汗、脱发等。

用法：9~15克，煎服。入丸、散、膏剂时适量。

禁忌：气滞痰多、脘腹胀痛、食少便溏者忌用。

药食同源,滋阴固肾: 3 道精选食疗方

材料:菠菜 250 克,熟黑芝麻 5 克。

调料:盐 3 克,香油少许。

做法:

1 菠菜择洗干净,切小段,沸水焯烫。

2 将菠菜放盘中,加盐拌匀,撒上黑芝麻,滴上香油即可。

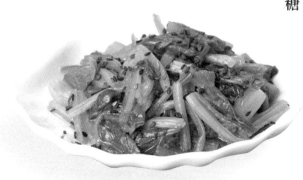

━━━| 功效 |━━━

黑芝麻滋补肝肾,且能清除自由基,保护胰岛细胞;菠菜含有菠菜皂苷,能刺激胰腺分泌,调节糖代谢及脂肪代谢。二者搭配有助于保持血糖稳定,适合糖尿病患者食用。

补肾滋阴

当归熟地乌鸡粥

材料： 乌鸡肉 200 克，当归、熟地黄各 5 克，大米 100 克。

调料： 葱段 10 克，姜片 3 片，盐 3 克，料酒 5 克。

做法：

1 大米洗净，用冷水浸泡 30 分钟；当归、熟地黄用温水浸泡，清洗干净，用净纱布包好，扎紧袋口，制成药包；乌鸡肉冲洗干净，放入沸水锅内焯一下后捞出。

2 锅中加入冷水、药包、乌鸡肉，加入葱段、姜片、料酒，先用大火煮沸，再改用小火煨煮至汤浓肉烂，捞出乌鸡肉，拣去药包、葱段、姜片，加入大米，再用大火煮开，改小火熬煮成粥。

3 把乌鸡肉撕碎，放入粥内，再煮 10 分钟，用盐调味即可。

温馨提示： 本方应在医生指导下使用。

┤ **功效** ├
熟地黄补血滋阴、益精填髓；当归补血活血；乌鸡滋补肝肾。

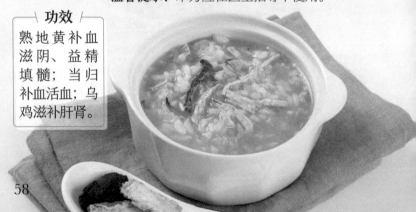

材料：五味子、松子仁各5克。

做法：将以上材料一起放入杯中，再冲
入沸水，盖上盖子闷泡约5分钟
即可。

五味子松子仁茶

补肾养血

┤ 功效 ├

五味子敛肺生津、滋肾宁心；松子仁含有
大量不饱和脂肪酸，有补肾益气、养血润
肺的功效。二者搭配可滋肾补虚、养血凝
神，有助于调理肾阴亏虚型糖尿病。

温馨提示： 本方应在医生指导下使用。

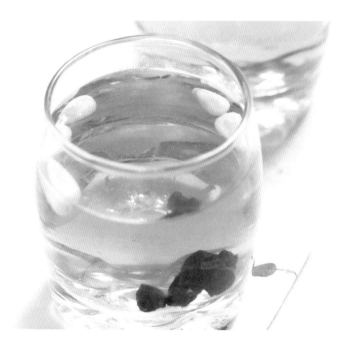

肾阴亏虚型糖尿病调理：4种家用中成药

1 六味地黄口服液

滋阴补肾。用于头晕耳鸣、腰膝酸软、遗精盗汗等。

2 枸杞膏

滋补肝肾，补虚退热。用于头晕目眩、虚损久咳、腰膝酸软、健忘等。

3 麦味地黄口服液

滋肾养肺。用于肺肾阴亏、潮热盗汗、咽干、眩晕耳鸣、腰膝酸软等。

4 龟甲胶颗粒

滋阴，养血。用于阴虚潮热、骨蒸盗汗、腰膝酸软、血虚萎黄、崩漏带下等。

五

气阴亏虚型
糖尿病调理23招
益气健脾，生津止渴

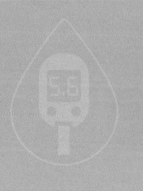

微信扫描二维码
有声点读新体验

气阴亏虚型糖尿病有哪些常见表现

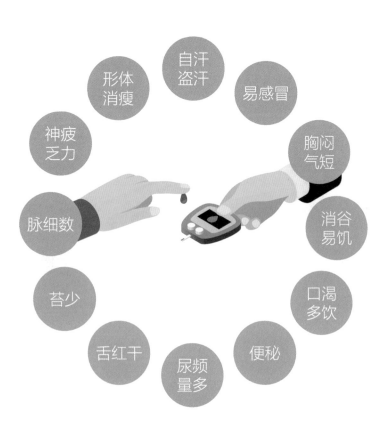

形体消瘦

自汗盗汗

易感冒

神疲乏力

胸闷气短

脉细数

消谷易饥

苔少

口渴多饮

舌红干

便秘

尿频量多

气阴亏虚型糖尿病调理：5 大常用穴位

对症按摩调理方

取穴原理	脾俞穴属足太阳膀胱经，是脾的背俞穴，按揉该穴能调节脾的功能，补气血，调理脾胃虚弱引起的消渴。
功效主治	健脾利湿，益气统血。主治脾胃虚弱、眩晕、口渴、乏力等。
穴名解读	"脾"，脾脏；"俞"，同"输"，输注。该穴在脊柱区，为脾气输注之处，故名"脾俞"。

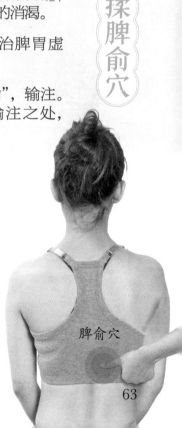

按揉脾俞穴

脾俞穴

操作方法

他人用拇指指腹按揉脾俞穴
3~5 分钟，以有酸胀感为度。

定位

本穴在脊柱区，第 11 胸椎棘突
下，后正中线旁开 1.5 寸处。

63

按揉肺俞穴

取穴原理
肺俞穴为足太阳经背部的腧穴，是主治肺脏疾病的重要腧穴，可散发肺脏之热，对改善肺阴虚引起的消渴有一定功效。

功效主治
解表宣肺，肃降肺气。主治咳嗽、气喘、盗汗、咽喉肿痛等。

穴名解读
"肺"，肺脏;"俞"，同"输"，输注。该穴是肺气转输、输注之处，是治疗肺脏疾病的重要腧穴，故名"肺俞"。

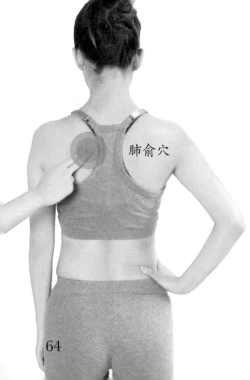

肺俞穴

操作方法
他人将食指与中指并拢，用两指指腹按揉肺俞穴3~5分钟，以有酸胀感为度。

定位
本穴在背部，第3胸椎棘突下，后正中线旁开1.5寸。

取穴原理	三阴交穴是足太阴脾经、足少阴肾经、足厥阴肝经这三条阴经的交会穴，应用广泛，有助于补虚益血，养心安神。
功效主治	健脾利湿，兼调肝肾。主治糖尿病、脾胃虚弱、消化不良、便秘等。
穴名解读	"三阴"，足三阴经；"交"，交会。该穴物质有脾经捃供的湿热之气，有肝经提供的水湿风气，有肾经提供的寒冷之气，三条阴经之气血交会于此，故名"三阴交"。

操作方法

用拇指指腹按揉三阴交穴
3~5分钟，以有酸胀感为度。

定位

本穴在小腿内侧，足内踝尖
上3寸，胫骨内侧缘后方。

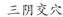

三阴交穴

按揉太渊穴

<table>
<tr><td>取穴
原理</td><td>太渊穴为肺经之输穴，是手太阴肺经的母穴，有补肺益气、止咳化痰、通经复脉、扶正祛邪之功，可改善肺阴亏虚型糖尿病导致的消渴。</td></tr>
<tr><td>功效
主治</td><td>通调血脉，补气益肺。主治久病体弱、心痛心悸、咳嗽风痰等。</td></tr>
<tr><td>穴名
解读</td><td>"太"，高大尊贵之意；"渊"，深水、深潭。"太渊"，口中津液名，意为经气深如潭水。</td></tr>
</table>

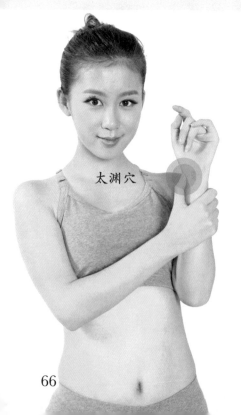

太渊穴

操作方法

用拇指指腹按揉太渊穴3~5分钟，以有酸胀感为度。

定位

本穴在腕前区，拇长展肌腱尺侧凹陷中，即掌后腕横纹靠拇指一侧，动脉靠拇指一侧的凹陷处。

取穴原理	复溜穴为肾经经穴。按揉该穴可以滋阴补肾，利水消肿，改善人体水液代谢。
功效主治	补肾益阴，温阳利水。主治水肿、自汗、盗汗、神经衰弱、精力衰退、腰痛等。
穴名解读	"复"，再；"溜"，悄悄地散失。从照海穴传输来的寒湿水气至该穴后因再次吸收天部之热而蒸升，气血的运动如溜走一般，故名"复溜"。

操作方法

用拇指指腹按揉复溜穴 3～5 分钟，以有酸胀感为度。

定位

本穴在小腿内侧，内踝尖上 2 寸，跟腱前缘凹陷中。

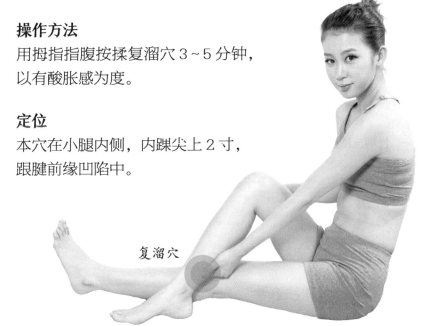

复溜穴

气阴亏虚型糖尿病调理：4种家常食物

土豆

性味归经：性平，味甘；归胃、大肠经。

功能：益气健脾。用于脾胃虚弱等。

用法：蒸煮、炒食。

禁忌：腹痛、腹胀者及哮喘病患者不宜食用。

豆腐

性味归经：性凉，味甘；归脾、胃、大肠经。

功能：益气生津。用于消渴等。

用法：煲汤、炒食。

禁忌：消化不良者不宜多食；痛风患者及尿酸水平增高的患者慎食。

桃子

性味归经：性温，味甘、酸；归肝、大肠经。

功能：益气生津。用于津少口渴等。

用法：生食、榨汁。

禁忌：糖尿病患者不宜多食。

牛肉

性味归经：性平，味甘；归脾、胃经。

功能：补脾胃，益气血。用于消渴、脾虚不运等。

用法：炒食、煎卤。

其他常用食物：红薯、葡萄、菠萝、椰子、鹅肉、猪肉等。

气阴亏虚型糖尿病调理：4 种常用中药

黄芪

性味归经：性微温，味甘；归脾、肺经。

功效主治：益气健脾，生津养血。用于气虚气陷、咳喘气短、表虚自汗等。

用法：9~30克，煎服。

禁忌：表实邪盛、内有积滞、阴虚阳亢、疮疡初起或溃后热毒尚盛者均不宜服用。

乌梅

性味归经：性平，味酸、涩；归肝、脾、肺、大肠经。

功效主治：生津止渴。用于消渴、津伤口渴、肺虚久咳等。

用法：6~12克，煎服。

禁忌：外有表邪或内有实热积滞者均不宜服。

葛根

性味归经：性凉，味辛、甘；归脾、胃、肺经。

功效主治：生津止渴，降血糖。用于消渴、眩晕头痛、糖尿病等。

用法：10~15克，煎服。

禁忌：胃寒者慎用；表虚汗多者忌用。

麦冬

性味归经：性微寒，味甘、微苦；归心、肺、胃经。

功效主治：润肺养阴，益胃生津，清心除烦，降血糖。用于热病伤阴、烦热等。

用法：6~12克，煎服。

禁忌：脾虚便溏、肺胃有痰饮湿浊及初感风寒咳嗽者忌服。

药食同源，益气健脾：4道精选食疗方

药食同源，益气健脾：
4道精选食疗方

裙带菜炖豆腐

补虚益脾，清热润燥

材料： 裙带菜（干）30克，豆腐200克。

配料： 葱花4克，花椒粉3克，盐2克，植物油适量。

做法：

1 裙带菜泡开洗净，切段；豆腐洗净，切块。

2 炒锅内倒入植物油烧至七成热，下葱花、花椒粉炒出香味，放入豆腐块和裙带菜翻炒均匀。

3 加适量水将食材炖熟，最后用盐调味即可。

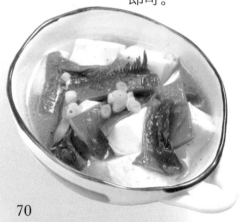

> **功效**
>
> 豆腐养胃益脾；裙带菜含有褐藻素，可降血糖。二者搭配有利于糖尿病患者控制病情。

材料：牛肉 200 克，山药 100 克，芡实 50 克，黄芪、桂圆肉各 10 克。

调料：葱段、姜片、盐、料酒各 3 克。

做法：

1 牛肉洗净，切块，焯去血水，捞出沥干；山药洗净，去皮，切成块；黄芪洗净，切片；芡实、桂圆肉分别洗净。

2 汤锅中放入适量清水，放入牛肉块、芡实、山药块、黄芪片、葱段、姜片，淋入料酒，大火煮沸后转小火慢煲 2 小时，放入桂圆肉，小火慢煲 30 分钟，加盐调味即可。

强身健体，降血糖

山药黄芪牛肉汤

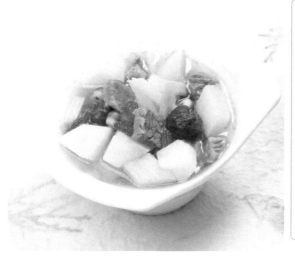

┤ **功效** ├

黄芪补气生津，增强免疫力；牛肉补虚暖胃，提高抵抗力；芡实除湿健脾，降血糖。三者搭配山药煲汤能强身健体，改善气阴亏虚型糖尿病。

土豆沙拉

健脾利湿，降糖控糖

材料: 土豆150克，胡萝卜、黄瓜、洋葱、酸奶各100克，鸡蛋1个。

调料: 醋、盐各适量。

做法:

1 土豆去皮，洗净，切块，蒸熟；鸡蛋煮熟，去壳，切丁。

2 胡萝卜、黄瓜、洋葱分别洗净，胡萝卜、黄瓜切片，洋葱切丁，胡萝卜片焯烫一下。

3 将土豆块、鸡蛋丁、胡萝卜片、黄瓜片、洋葱丁放盘中，加盐、醋、酸奶拌匀即可。

功效
土豆和中养胃、健脾利湿；黄瓜利尿消肿；胡萝卜控糖降脂。

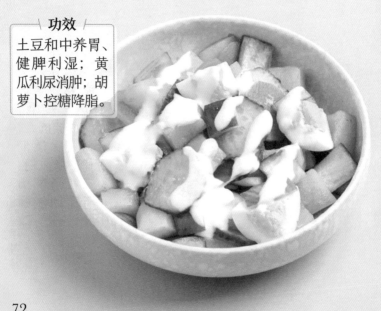

材料：罗汉果1枚，乌梅2枚，五味子
　　　5克，甘草3克。

做法：将罗汉果、乌梅捣碎，与五味子、
　　　甘草一起放入杯中，冲入沸水，
　　　盖上盖子闷泡15分钟即可。

┌─── 功效 ───┐

乌梅中含有苹果酸，有稳定血糖的作用；
五味子补肾益气。二者搭配罗汉果、甘草
一起泡茶，能够起到补虚益气、清肺热、
清咽利喉的作用。

温馨提示： 本方应在医生指导下使用。

罗汉果乌梅甘草茶

补虚益气，控血糖

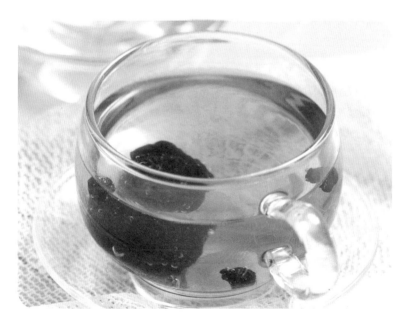

气阴亏虚型糖尿病调理：6 种家用中成药

1 玉泉丸

养阴益气，生津止渴。用于消渴、多食易饥、消瘦、乏力、口干舌燥等。

4 渴乐宁胶囊

益气养阴，生津止渴。用于口渴多饮、五心烦热、乏力多汗、心慌气短等。

2 消渴丸

滋肾养阴，益气生津。用于气阴两虚所致之多饮、多尿、多食、消瘦、体倦乏力等。

5 金芪降糖片

清热益气。用于消渴病属气虚内热者，症见口渴喜饮、易饥多食、气短乏力等。

3 参芪降糖片

益气养阴，滋脾补肾。用于气阴两虚所致之消渴病，症见多饮、多尿、多食、消瘦、体倦乏力等。

6 养阴降糖片

养阴益气，清热活血。用于气阴两虚兼血瘀所致之消渴病，症见口渴喜饮、体倦乏力、尿多频数等。

六

阴阳两虚型
糖尿病调理20招
调补阴阳，固精缩尿

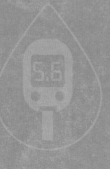

阴阳两虚型糖尿病有哪些常见表现

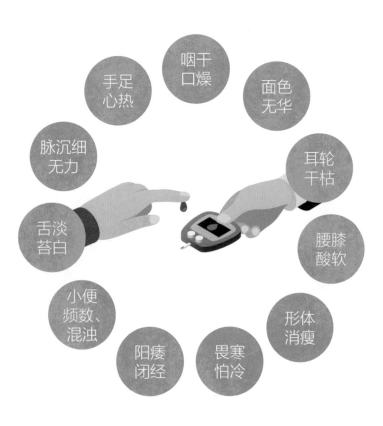

咽干口燥

手足心热

面色无华

脉沉细无力

耳轮干枯

舌淡苔白

腰膝酸软

小便频数、混浊

阳痿闭经

畏寒怕冷

形体消瘦

阴阳两虚型糖尿病调理：5大常用穴位

对症按摩调理方

取穴原理	阳池穴是三焦经的原穴，三焦是元阳之气的主通道，按摩该穴可改善血液循环，温暖身体。
功效主治	通调三焦，益阴增液。主治糖尿病、感冒、气喘、肾功能不全等。
穴名解读	"阳"，大部阳气；"池"，屯物之器。该穴名意指囤聚太阳热量之池。

按揉阳池穴

操作方法
用食指指腹按揉阳池穴 3~5 分钟，以有酸胀感为度。

定位
将手背往上翘，在手腕背侧会出现几道皱褶，在靠近手背那一侧的皱褶上按压，靠尺侧的压痛点即是。

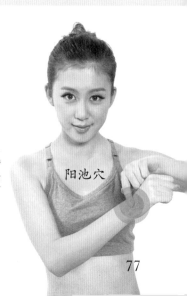

阳池穴

77

按揉肾俞穴

取穴原理
肾俞穴属足太阳膀胱经，该穴为肾脏气血输注于后背体表的部位，可强壮腰肾，缓解疲劳。

功效主治
滋补肝肾，填精补髓，提高免疫力。主治尿频、肾虚腰痛、腰膝酸软等。

穴名解读
"肾"，肾脏；"俞"，同"输"。该穴内应肾脏，肾脏的寒湿水气由此外输膀胱经，是治疗肾脏疾病的重要腧穴，故名"肾俞"。

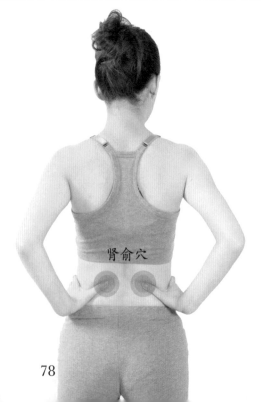

肾俞穴

操作方法
叉腰，用两手拇指按揉肾俞穴3~5分钟，以有酸胀感为度。

定位
本穴在背部脊柱区，第2腰椎棘突下，后正中线旁开1.5寸。

取穴原理	关元穴是任脉上的重要穴位之一。按揉关元穴可以促进任脉气血畅通，有培补下元之功。
功效主治	补益下焦，温肾固精。主治泌尿生殖系统疾病、疲劳乏力等。
穴名解读	"关"，关卡；"元"，元气。关元穴就像人体的一个阀门，在下腹部，属任脉，又是小肠募穴，为人体元阴、元阳关藏之处，故名"关元"。

抚摩关元穴

操作方法

将掌心置于关元穴处进行主动、环形、有规律的抚摩运动，每次 3~5 分钟。

定位

本穴位于下腹部，脐下 3 寸，人体前正中线上。

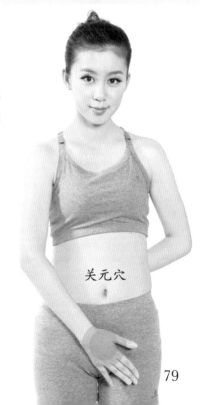

关元穴

<table>
<tr><td rowspan="3">按揉太溪穴</td><td>取穴原理</td><td>太溪穴是补肾大穴，有平衡协调阴阳之功，既能滋阴降火，又能培元补肾。</td></tr>
<tr><td>功效主治</td><td>滋阴益肾，壮阳强腰。主治畏寒肢冷、神疲嗜睡、头晕目眩、周身乏力、失眠等。</td></tr>
<tr><td>穴名解读</td><td>"太"，大；"溪"，溪流。从然谷穴传来的冷降之水至该穴形成了较为宽大的浅溪，故名"太溪"。</td></tr>
</table>

操作方法

用拇指指腹按揉太溪穴 3~5 分钟，以有酸胀感为宜。

定位

本穴位于足内侧，内踝尖后方与跟腱之间的凹陷处。

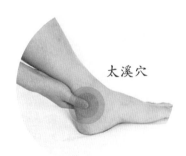

太溪穴

取穴原理	涌泉穴是足少阴肾经的井穴。肾经之气犹如源泉之水，来源丁足下，涌出而灌溉周身各处。经常按摩此穴，可以活跃肾经之气，振奋人体之正气。
功效主治	滋肾清热，培补元气。主治头项痛、头晕眼花、咽喉痛、舌干、足心热等。
穴名解读	"涌"，水涌出；"泉"，泉水。该穴是足少阴肾经经气的起源，是人体的最低位置，可视为"地"，肾经之气由此发出，犹如从地下涌出泉水，故名"涌泉"。

操作方法

用拇指指腹按揉涌泉穴 3~5 分钟，以有酸胀感为度。

定位

本穴位于第 2、3 趾缝纹头端与足跟连线的前 1/3 与后 2/3 交点处，即屈足卷趾时，足底前的凹陷处。

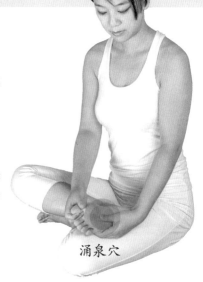

涌泉穴

81

阴阳两虚型糖尿病调理：4种家常食物

猪肉

性味归经：性平，味甘、咸；归脾、胃、肾经。

功能：补肾滋阴，益气养血。用于消渴等。

用法：炒食、炖煮。

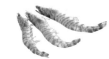

虾

性味归经：性微温，味甘；归肝、肾经。

功能：补肾壮阳，滋阴。用于阳痿等。

用法：炒食、蒸煮。

禁忌：过敏体质者及皮肤病患者慎食。

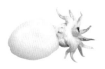

乌贼

性味归经：性平，味咸；归肝、肾经。

功能：养血滋阴。用于夜尿频数等。

用法：炒食、炖烩、凉拌。

禁忌：脾胃虚寒者不宜多食。

羊肉

性味归经：性温，味甘；归脾、肾经。

功能：补肾壮阳，益气养血。用于肾虚阳痿等。

用法：炒食、涮、烤、煲汤。

禁忌：发热、腹泻及体内有积热者慎食。

阴阳两虚型糖尿病调理：4种常用中药

熟地黄

性味归经： 性微温，味甘；归肝、肾经。

功效主治： 养血滋阴，补精益髓。用于肾阴亏虚所致之遗精、盗汗、腰膝酸软等。

用法： 9~15克，煎服。入丸、散、膏剂时适量。

禁忌： 气滞痰多、脘腹胀痛、食少便溏者忌用。

五味子

性味归经： 性温，味酸、甘；归肺、心、肾经。

功效主治： 补肾涩精，益气生津。用于肾阴亏虚、久咳虚喘、失眠多梦等。

用法： 2~6克，煎服。

禁忌： 表邪未解、内有实热、咳嗽初起、麻疹初起者均不宜服用。

肉苁蓉

性味归经： 性温，味甘、咸；归肾、大肠经。

功效主治： 补阳，补益精血。用于肾阳不足、精血双亏等。

用法： 6~10克，煎服。

禁忌： 阴虚火旺及便溏腹泻者忌服；胃肠实热而大便干结者不宜服。

山茱萸

性味归经： 性微温，味酸、涩；归肝、肾经。

功效主治： 补益肝肾，收涩固脱。用于肝肾亏虚、腰膝酸软等。

用法： 6~10克，煎服。

禁忌： 命门火炽、素有湿热、小便淋涩者不宜服用。

药食同源,调补阴阳: 4 道精选食疗方

滋阴壮阳,降糖控糖

白萝卜羊肉卷

材料: 羊肉 80 克, 白萝卜 300 克。

调料: 姜末、蒜末各 3 克, 盐 2 克, 酱油适量。

做法:

1 白萝卜洗净, 切薄片, 用沸水焯软; 羊肉洗净, 剁成馅, 放入碗内, 加姜末、蒜末、酱油、盐, 用勺子朝一个方向搅拌均匀。

2 将羊肉馅放在萝卜片上, 卷成卷, 使萝卜片完全包住馅, 用干净的牙签穿入固定, 放入蒸盘, 上锅蒸 20 分钟即可。

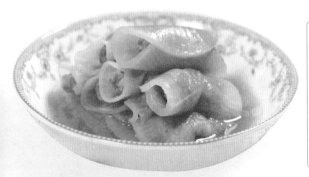

> **功效**
>
> 白萝卜润肺、促消化且热量低; 羊肉补气滋阴, 补肾壮阳。二者搭配有助于调节阴阳平衡, 降糖控糖。

材料：鲜虾、北豆腐各 150 克。

调料：盐 3 克，葱花、姜片各 5 克。

做法：

1 鲜虾挑出虾线，去掉虾须，洗净备用；北豆腐洗净，切小块。

2 锅中放适量清水，置火上烧沸，放入虾、豆腐块烫一下，盛出备用。

3 锅置火上，放入虾、豆腐块和姜片，煮沸后撇去浮沫，转小火炖至虾肉熟透，去姜片，放入盐调味，撒上葱花即可。

鲜虾炖豆腐

补肾温阳，控血糖

| 功效 |

虾和豆腐都富含优质蛋白质和钙，能补充营养，提高身体抵抗力，调节血糖。

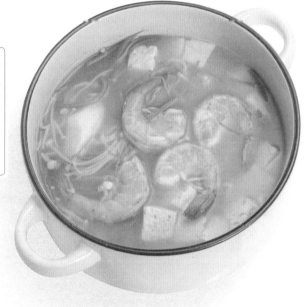

滋阴益肾

洋葱地黄奶

材料：洋葱 100 克，熟地黄 50 克，牛奶 100 克。

做法：

1 洋葱去老皮，洗净，切碎，捣烂；熟地黄洗净，切碎，捣烂。

2 将洋葱碎和熟地黄碎放入搅汁机，取汁，盛入碗中。

3 锅置小火上，倒入牛奶煮至将沸时，放入洋葱地黄汁搅匀，煮沸即可。

温馨提示： 本方应在医生指导下使用。

| 功效 |

熟地黄补肾填精；牛奶富含蛋白质和钙，能增强人体免疫力。二者搭配洋葱打汁有利于降血糖，提高血液中的胰岛素水平。

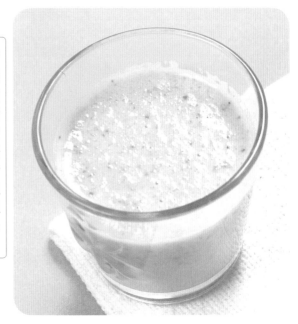

材料：五味子3克，红枣1枚。

做法：将以上材料一起放入杯中，冲入沸水，盖盖子闷泡约10分钟即可。

┤ 功效 ├

五味子有收敛固涩、益气生津、补肾宁心的功效；红枣可补益气血。二者搭配能益气生津、补肾养心、保肝控糖。

温馨提示：本方应在医生指导下使用。

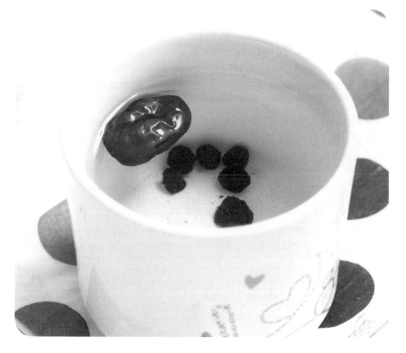

阴阳两虚型糖尿病调理：3种家用中成药

1 河车补丸

滋肾阴，补元气。用于肾阴不足，元气亏损所致之身体消瘦、精神疲倦、腰酸腿软、自汗盗汗等。

3 三鞭参茸固本丸

补气养血，助阳添精，强筋壮骨。用于身体虚弱、气血双亏、腰腿酸软、阳痿、遗精早泄等。

2 金匮肾气丸

温补肾阳，化气行水。用于肾虚水肿、腰膝酸软、小便不利、畏寒肢冷等。